PUBLICADO POR NICHOLAS THOMPSON

Dieta Cetogénica: Deliciosas Receitas De

Cozinha Cetogénica

@ Dario Santos

PUBLICADO POR NICHOLAS THOMPSON

@ Dario Santos

Dieta Cetogénica: Deliciosas Receitas De Cozinha Cetogénica

Todos os direitos reservados

ISBN 978-87-975002-1-7

TABLE OF CONTENTS

salada De Atum Com Abacate 1

Salmão Assado Com Brócolis: 3

Costelas De Porco Ao Molho Barbecue: 5

Espetinhos De Camarão Grelhado: 7

Peito De Peru Recheado Com Queijo E Espinafre: 9

Keto Fried Chicken 11

Keto Almôndegas 14

Receita De Brócolis E Espinafre Cozido 17

Receita De Vitamina De Abacate Com Leite De Amêndoas 18

Receita De Filé De Frango Com Couve-Flor 20

Cordeiro Ao Curry 23

Biscoitos Cheddar 25

Keto Mac E Queijo 27

Keto Frango Frito 30

Almôndegas De Carne Keto 33

Vitamina De Leite De Coco Com Amêndoas 36

Receita De Ovos Mexidos Com Queijo Muçarela, Azeitona E Presunto De Parma 38

Receita De Mix De Frutos Secos 40

Receita De Smoothie De Cereja Com Leite De Coco 43

Receita De Pizza Cetogênica Com Queijo E Tomate 45

Cheesecake De Chocolate Cru Com Baixo Teor De Carboidratos 47

Bolas De Proteína De Manteiga De Amendoim 50

O Pão Nuvem Mágico E Maravilhoso 53

Biscoitos De Manteiga Cetogênica 55

Batatas De Abacate 58

Gelado Keto 60

Bombas De Frango Com Bacon E Guacamole 62

Biscoitos Cheddar 65

Tacos De Alface Com Recheio De Carne Moída: 67

Pimentão Recheado Com Carne Moída: 69

Frango Ao Curry Com Couve-Flor "Arroz": 72

Rolinhos De Alface Com Frango Desfiado: 75

Salmão Defumado Com Creme De Queijo: 77

Bife De Atum Grelhado Com Molho De Alcaparras: 79

Chips De Abacate 81

Sorvete Keto 83

Bacon Guac Bombs 85

Anéis De Pimenta 89

Pedaços De Ovo Keto 91

Tigela De Café Da Manhã 93

Batatas Keto 94

Frittata De Queijo Com Bacon: 96

Asas De Frango Picantes Assadas: 98

Ovos Cozidos Recheados Com Guacamole: 100

Salada De Frango Caesar: 102

Omelete De Presunto E Queijo: 104

Tortilhas De Farinha De Coco 106

Pão Plano De Queijo 108

Pão Plano 5 Ingredientes 110

Mini Rolo De Carne Matinal 112

Muffins De Jalapeno Keto 113

Sopa De Brócolis Keto 115

Mousse De Chocolate Cetogênica: 117

Bolo De Cenoura Cetogênico: 119

Pudim De Chia Com Coco E Framboesas: 122

Fat Bombs De Amêndoas E Coco: 124

Pizza Carnívora 126

Ceto Supreme 128

A Havaiana (Estilo Ceto) 131

Salada de atum com abacate

Ingredientes:

- 1/4 xícara de aipo picado
- 1 colher de sopa de suco de limão
- 1 colher de sopa de azeite
- Sal e pimenta a gosto
- 1 lata de atum em água
- 1 abacate maduro
- 1/4 xícara de cebola roxa picada

Instruções:

1. Escorra o atum e coloque em uma tigela.
2. Corte o abacate ao meio, retire o caroço e retire a polpa com uma colher. Corte em cubos e adicione à tigela com o atum.

3. Adicione a cebola roxa picada e o aipo à tigela.
4. Em uma tigela separada, misture o suco de limão, o azeite, o sal e a pimenta.
5. Despeje a mistura de limão sobre a salada de atum e abacate e misture bem.
6. Sirva frio.

Salmão Assado com Brócolis:

Ingredientes:

- Azeite de oliva
- Sal e pimenta a gosto
- Suco de limão
- Filé de salmão
- Brócolis (quantidade desejada)

Instruções:

1. Pré-aqueça o forno a 200°C.
2. Forre uma assadeira com papel alumínio (facilita a limpeza).
3. Coloque o filé de salmão na assadeira.
4. Tempere o salmão com sal, pimenta e um pouco de suco de limão.

5. Corte o brócolis em floretes e coloque-os na assadeira ao redor do salmão.
6. Regue o salmão e o brócolis com um fio de azeite de oliva.
7. Asse no forno por cerca de 15-20 minutos, ou até que o salmão esteja cozido (a carne deve se desfazer facilmente com um garfo).
8. Retire do forno e sirva.
9. Esta receita é uma maneira saudável de obter proteínas e gorduras saudáveis do salmão, combinando com a fibra e os nutrientes do brócolis.

Costelas de Porco ao Molho Barbecue:

Ingredientes:

- Costelas de porco
- Molho barbecue com baixo teor de carboidratos (verifique os rótulos)
- Azeite de oliva
- Sal e pimenta a gosto

Instruções:

1. Pré-aqueça o forno a 150°C.
2. Tempere as costelas com sal e pimenta.
3. Coloque as costelas em uma assadeira.
4. Regue as costelas com um pouco de azeite de oliva.
5. Cubra as costelas com uma camada fina de molho barbecue.
6. Cubra a assadeira com papel alumínio.

7. Asse no forno por cerca de 2-3 horas, ou até que a carne esteja macia e quase desprendendo dos ossos.
8. Retire o papel alumínio e asse por mais 15-20 minutos para dourar.
9. Sirva com mais molho barbecue se desejar.
10. Essas costelas de porco ao molho barbecue são uma ótima opção para um prato saboroso e suculento que se encaixa na dieta cetogênica.

Espetinhos de Camarão Grelhado:

Ingredientes:

- Camarões grandes, descascados e limpos
- Azeite de oliva
- Sal e pimenta a gosto
- Alho picado
- Suco de limão
- Palitos de espetinho

Instruções:

1. Pré-aqueça a grelha ou churrasqueira em fogo médio-alto.
2. Tempere os camarões com sal, pimenta, alho picado (se estiver usando) e um pouco de suco de limão.
3. Espete os camarões nos palitos de espetinho.

4. Pincele os camarões com azeite de oliva.
5. Grelhe os espetinhos por cerca de 2-3 minutos de cada lado, até que os camarões fiquem opacos e cozidos.
6. Retire da grelha e regue com um pouco mais de suco de limão antes de servir.
7. Esses espetinhos de camarão grelhado são uma opção deliciosa e com baixo teor de carboidratos, rica em proteínas e sabores.

Peito de Peru Recheado com Queijo e Espinafre:

Ingredientes:

- Queijo (muçarela, cheddar, ou outro de sua escolha)
- Sal e pimenta a gosto
- Azeite de oliva
- Peitos de peru (quantidade desejada)
- Espinafre fresco, picado

Instruções:

1. Pré-aqueça o forno a 180°C.
2. Tempere os peitos de peru com sal e pimenta.
3. Corte uma abertura horizontal em cada peito de peru para criar um bolsinho.
4. Em uma tigela, misture o espinafre picado com o queijo.

5. Coloque a mistura de espinafre e queijo nos bolsinhos dos peitos de peru.
6. Feche os bolsinhos com palitos de dente para manter o recheio dentro.
7. Aqueça uma frigideira em fogo médio-alto com um pouco de azeite de oliva.
8. Sele os peitos de peru na frigideira por cerca de 2-3 minutos de cada lado.
9. Transfira os peitos de peru selados para uma assadeira e asse por cerca de 20-25 minutos, ou até que o peru esteja cozido.
10. Retire os palitos de dente antes de servir.
11. Essa receita de peito de peru recheado é uma opção rica em proteínas e sabor, perfeita para um almoço ou jantar cetogênico.

Keto Fried Chicken

Ingredientes

Frango

- 6 peitos de frango com pele e com osso (cerca de 4 libras)
- sal Kosher
- Pimenta do reino moída na hora
- 2 ovos grandes
- 1/2 xícara de creme de leite
- 3/4 xícara de farinha de amêndoa
- 1 1/2 xícara de torresmo finamente triturado
- 1/2 xícara de parmesão ralado na hora
- 1 colher de chá. pó de alho

- 1/2 colher de chá colorau

- 1/2 xícara de maionese

- 1 1/2 colher de chá molho picante

Instruções

1. Pré-aqueça o forno a 400 graus Fahrenheit.
2. Forre uma assadeira grande com papel manteiga.
3. Seque toalhas de papel de frango. Tempere com sal e pimenta.
4. Bata os ovos e o creme de leite em uma tigela rasa.
5. Combine a farinha de amêndoa, a casca de porco, o parmesão, o alho em pó e a páprica em uma tigela separada. Tempere com sal e pimenta.

6. Um de cada vez, mergulhe um pedaço de frango na mistura de ovo e na mistura de farinha de amêndoa.
7. Pressione a farinha de amêndoa no revestimento. Coloque na assadeira preparada.
8. Asse por cerca de 45 minutos ou até que o frango esteja dourado e a temperatura interna esteja em 165 graus Fahrenheit.
9. Enquanto o frango assa, misture a maionese e o molho picante em uma tigela média. Você pode ajustar a quantidade exata de molho picante com base no seu nível de tempero preferido.
10. Sirva o frango quente.

Keto Almôndegas

Ingredientes

Almôndegas

- 1 kg de carne moída
- 1 dente de alho picado
- 1/2 xícara de mussarela picada
- 1/4 xícara de parmesão ralado na hora e mais para servir
- 2 colheres de sopa. salsa recém-picada
- 1 ovo grande, batido
- 1 colher de chá. sal kosher
- 1/2 colher de chá pimenta do reino moída na hora

- 2 colheres de sopa. azeite de oliva extra virgem

Molho

1. 1 cebola média picada
2. 2 dentes de alho picados
3. 1 lata (28 onças) de tomate esmagado
4. 1 colher de chá. orégano seco
5. sal Kosher
6. Pimenta preta moída na hora

Instruções

1. Misture a carne, o alho, a mussarela, o parmesão, a salsa, o ovo, o sal e a pimenta em uma tigela grande.
2. Faça 16 almôndegas com a mistura.

3. Aqueça o óleo em uma frigideira grande em fogo médio.
4. Adicione as almôndegas à frigideira. Cozinhe por cerca de 10 minutos ou até que todos os lados estejam dourados. Vire ocasionalmente.
5. Retire as almôndegas da frigideira e coloque em um prato forrado com papel toalha.
6. Adicione a cebola na mesma frigideira em que cozinhou as almôndegas e cozinhe por cerca de 5 minutos ou até ficarem macias.
7. Adicione o alho por cerca de mais um minuto. Adicione os tomates e o orégano. Tempere com sal e pimenta.
8. Adicione as almôndegas de volta à frigideira e cubra para que as almôndegas possam ferver no molho. Cozinhe por cerca de 15 minutos ou até que o molho engrosse.
9. Enfeite com parmesão e sirva.

Receita De Brócolis e Espinafre Cozido

Ingredientes:

- 1 dente de alho picado
- Suco de 1/2 limão
- 2 xícaras de brócolis cozidos
- 2 xícaras de espinafre cozido
- 2 colheres de sopa de azeite de oliva ou óleo de coco

Instruções

1. Em um frigideira, refogue o alho no azeite de oliva ou óleo de coco até dourar.
2. Adicione os brócolis e o espinafre e mexa por alguns minutos até que estejam cozidos.
3. Finalize regando o suco de limão sobre as verduras e sirva junto com os hambúrgueres.

Receita De Vitamina De Abacate Com Leite De Amêndoas

Ingredientes:

- 1/2 colher de chá de extrato de baunilha
- 1 xícara de leite de amêndoas sem açúcar
- 1 colher de sopa de manteiga de amêndoas
- 1/2 colher de chá de canela em pó
- 1 xícara de gelo
- 1/2 abacate maduro

Instruções

1. Em um liquidificador, adicione o abacate, o leite de amêndoas, a manteiga de amêndoas, o extrato de baunilha e a canela em pó.
2. Bata até obter um creme homogêneo.

3. Adicione o gelo e bata novamente até que a vitamina fique bem cremosa e sirva imediatamente.
4. Observação: para uma versão mais doce, pode-se adicionar uma colher de chá de adoçante natural, como stevia ou eritritol.

Receita De Filé De Frango Com Couve-Flor

Ingredientes:

- 1/4 de xícara de cebola picada
- 2 dentes de alho picado
- 1 colher de sopa de azeite de oliva
- Sal a gosto
- Pimenta a gosto
- 2 filés de frango
- 1 cabeça de couve-flor
- 1 xícara de creme de leite fresco
- 1/2 xícara de queijo muçarela ralado
- 1/4 xícara de queijo parmesão ralado

Instruções
1. Preaqueça o forno a 200°C.

2. Tempere os filés de frango com sal e pimenta a gosto e reserve.
3. Separe a couve-flor em pequenos floretes e coloque-os em uma assadeira.
4. Tempere a couve-flor com sal, pimenta e azeite de oliva e misture bem.
5. Leve a assadeira com a couve-flor ao forno e asse por cerca de 20 minutos ou até ficar macia e levemente dourada.
6. Em uma frigideira, aqueça o azeite de oliva e refogue a cebola e o alho até ficarem macios.
7. Adicione os filés de frango e cozinhe por cerca de 6 a 8 minutos de cada lado, até que estejam dourados e cozidos por completo.
8. Em um recipiente separado, misture o creme de leite com o queijo muçarela e parmesão ralados.
9. Retire a couve-flor do forno e coloque os filés de frango por cima.

10. Despeje a mistura de creme de leite e queijos por cima dos filés e da couve-flor.
11. Leve ao forno por mais 10 minutos ou até que o queijo esteja derretido e levemente dourado e sirva quente. Agora é só aproveitar!

Cordeiro ao Curry

Ingredientes:

- ½ colher de sopa açafrão
- ½ colher de chá curry em pó
- ½ colher de chá. Garammasala
- 2 xícaras de caldo de carne
- 1 xícara de iogurte grego puro
- 1 colher de chá. suco de limão
- 2 kg carne de cordeiro
- 1 colher de sopa azeite
- 1 cebola picada
- 3 dentes de alho picados
- ½ colher de chá gengibre ralado

Instruções:

1. Corte a carne de cordeiro em pedaços pequenos
2. Refogue a cebola no azeite por 5 minutos, depois acrescente o alho, o gengibre, a cúrcuma, o curry em pó e o garammasala. Mexa por mais 5 minutos.
3. Adicione a carne e doure por 10 minutos.
4. Despeje o caldo de carne e cozinhe por 40 minutos.
5. Retire do fogo e junte o iogurte e o suco de limão.

Biscoitos cheddar

Ingredientes:

- 1 xícara de cream cheese
- 3 ovos
- 2 colheres de chá fermento em pó
- 1 colher de chá bicarbonato de sódio
- pitada de sal
- 2 xícaras de farinha de amêndoa
- 1 xícara de queijo cheddar ralado
- 1 xícara de óleo de coco

Instruções:

1. Pré-aqueça o forno a 325 graus.
2. Cubra uma assadeira com papel alumínio.

3. Coloque a farinha e o queijo no processador de alimentos e pulse até obter uma consistência granulada.
4. Adicione o fermento e o bicarbonato de sódio.
5. Numa panela pequena, aqueça o cream cheese e o óleo de coco e aqueça até derreter. Mexa até obter uma suavidade cremosa.
6. Bata os ovos e adicione o sal.
7. Junte a mistura da farinha à mistura do ovo e mexa até formar uma massa.
8. Use uma colher de sopa para soltar a massa na assadeira. Asse por 25 minutos.
9. Deixe os biscoitos esfriarem para fatiar.

Keto Mac e Queijo

Ingredientes

Macarrão E Queijo

Manteiga, Para Assar Pratos
- 1 colher de sopa de molho picante (opcional)

- Pimenta preta moída na altura

- Topping/Cobertura

- Cascas de porco de 115 gramas., esmagadas

- 1/4 chávena de Parmesão acabado de ralar

- 1 colher de sopa de azeite extra-virgem

- 2 colheres de sopa de salsa recém picada, para guarnição

- 2 cabeças médias de couve-flor, cortadas em floretes

- 2 colheres de sopa de azeite extra-virgem

- Sal Kosher

- 1 chávena de creme de leite

- Queijo creme de 170 gramas, cortado em cubos

- 4 chávenas de cheddar trituradas

- 2 chávenas de mozarela ralada

Instruções
1. Pré-aqueça o forno a 190 graus Fahrenheit.
2. Coloque em uma terrina.
3. Adicionar couve-flor e duas colheres de sopa de óleo a uma tigela grande. Temperar com sal.
4. Espalhar couve-flor em duas grandes placas de cozedura. Assar durante cerca de 40 minutos, ou até ficar tenro e levemente castanho.
5. Como a couve-flor está a assar, faça o creme. Aqueça as natas numa panela grande em lume médio.
6. Deixar em lume brando e depois diminuir.

7. Acrescentar queijos e mexer até derreter. Retirar do calor.
8. Adicionar molho picante e temperar com sal e pimenta.
9. Dobrar em couve-flor torrada.
10. Mover a mistura para o prato de cozedura preparado.
11. Agitar courato de porco, parmesão e óleo numa tigela média. Polvilhar sobre a couve-flor e o queijo.Cozer durante cerca de 15 minutos, ou até dourar.
12. Pode levar o forno durante cerca de 2 minutos depois.
13. Guarnição com salsa.Servir e comer.

Keto Frango Frito

Ingredientes

Galinha
- 1/2 chávena de creme de leite
- 3/4 chávena de farinha de amêndoa
- 1 chávena e meia de cascas de porco finamente esmagadas
- 1/2 chávena de Parmesão acabado de ralar
- 1 colher de chá de alho em pó
- 1/2 colher de chá de paprica
- 6 peitos de frango com osso, com pele (cerca de 2 kg.)
- Sal Kosher
- Pimenta preta moída na altura
- 2 ovos grandes

Molho

- 1/2 chávena de maionese
- 1 colher e meia de chá de molho picante

Instruções

1. Pré-aquecer o forno a 200 graus celsius.
2. Alinhar uma grande folha de cozedura com papéis de pergaminho.
3. Toalhas de papel secas de frango com paté. Tempere com sal e pimenta.
4. Bater os ovos e as natas juntos numa tigela pouco funda.
5. Combinar farinha de amêndoa, courato de porco, parmesão, alho em pó, e pimentão numa tigela separada. Tempere com sal e pimenta.
6. Um de cada vez, mergulhar um pedaço de galinha na mistura de ovos e na mistura de farinha de amêndoa.

7. Pressionar a farinha de amêndoa para dentro. Colocar na folha de cozedura preparada.
8. Cozer durante cerca de 45 minutos, ou até a galinha estar dourada e a temperatura interna ser de 70 graus celsius.
9. Como o frango está a assar, combine a maionese e o molho picante numa tigela de tamanho médio.
1. Pode ajustar a quantidade exata de molho picante com base no seu nível de picante preferido.
10. Servir frango quente.

Almôndegas de carne Keto

Ingredientes

Almôndegas De Carne
- 1 ovo grande, batido
- 1 colher de chá de sal kosher
- 1/2 colher de chá de pimenta preta moída na altura
- 2 colheres de sopa de azeite extra-virgem
- 450 gramas. de carne moída
- 1 dente de alho, picado
- 1/2 copo de mozarela ralada
- 1/4 chávena de Parmesão acabado de ralar, mais para servir
- 2 colheres de sopa de salsa recém-coroada

Molho
- 1 cebola média, picada
- 2 dentes de alho, picados
- 1 tomate triturado
- 1 colher de chá de orégãos secos
- Sal Kosher
- Pimenta preta moída na altura

Instruções
1. Combinar a carne de vaca, alho, mozarela, parmesão, salsa, ovo, sal, e pimenta numa tigela grande.
2. Formar a mistura em 16 almôndegas.
3. Aqueça o óleo numa frigideira grande em lume médio.
4. Acrescentar almôndegas à frigideira. Cozinhá-las durante cerca de 10 minutos, ou até que todos os lados estejam dourados.
11. Virar ocasionalmente.
5. Retirar as almôndegas da frigideira e colocar num prato de papel forrado com toalhas.
6. Adicione cebola à mesma frigideira em que cozinhou as almôndegas e cozinhe durante cerca de 5 minutos, ou até ficar mole.
7. Acrescentar alho durante mais cerca de um minuto. Acrescentar tomate e orégãos. Temperar com sal e pimenta.

8. Acrescentar almôndegas à frigideira e cobri-la para que as almôndegas possam cozer em lume brando no molho.
12. Cozer em fogo brando durante cerca de 15 minutos, ou até que o molho tenha engrossado.
9. Decorar com parmesão e servir.

Vitamina De Leite De Coco Com Amêndoas

Ingredientes:

- 1 colher de chá de canela em pó
- Adoçante a gosto (opcional)
- Gelo a gosto
- 200 ml de leite de coco
- 1/4 xícara de amêndoas sem pele
- 1 colher de chá de extrato de baunilha

Instruções

1. Deixe as amêndoas de molho em água filtrada por pelo menos 4 horas ou durante a noite.
2. Escorra as amêndoas e coloque-as no liquidificador com o leite de coco, extrato de baunilha, canela em pó e adoçante, se estiver usando.

3. Bata tudo até ficar homogêneo.
4. Adicione o gelo e bata novamente até ficar cremoso e sirva imediatamente.
5. Esta vitamina é rica em gorduras saudáveis e proteínas, além de ter um sabor delicioso. É uma ótima opção para quem segue uma dieta cetogênica ou low carb.
6. Lembre-se de monitorar a quantidade de carboidratos consumidos.

Receita De Ovos Mexidos Com Queijo Muçarela, Azeitona e Presunto De Parma

Ingredientes:

- Sal a gosto
- Pimenta do reino a gosto
- 1 colher de sopa de azeite de oliva
- 2 ovos
- 1/4 xícara de queijo muçarela ralado
- 2 fatias de presunto de parma picado
- 2 colheres de sopa de azeitona picada

Instruções

1. Em uma tigela, bata os ovos com sal e pimenta do reino a gosto.
2. Aqueça o azeite de oliva em uma frigideira antiaderente em fogo médio.

3. Despeje os ovos batidos na frigideira e deixe cozinhar por 1 a 2 minutos, até que as bordas estejam firmes e o centro ainda esteja um pouco líquido.
4. Adicione a muçarela ralada, o presunto de parma e a azeitona picada sobre metade da omelete.
5. Com a ajuda de uma espátula, dobre a outra metade da omelete sobre o recheio e pressione delicadamente.
6. Deixe cozinhar por mais 1 a 2 minutos, até que o queijo derreta e a omelete esteja dourada e firme. Sirva quente e aproveite!

Receita De Mix De Frutos Secos

Ingredientes:

- 1/4 xícara de pistache sem casca
- 1/4 xícara de sementes de abóbora cruas
- 1/4 xícara de sementes de girassol cruas
- 1 colher de sopa de óleo de coco
- Sal marinho a gosto
- 1/4 xícara de amêndoas cruas
- 1/4 xícara de nozes
- 1/4 xícara de castanha do Pará
- 1/4 xícara de castanha de caju

Instruções

1. Preaqueça o forno a 180 graus Celsius.

2. Em uma tigela grande, misture as amêndoas, nozes, castanha do Pará, castanha de caju, pistache, sementes de abóbora e sementes de girassol.
3. Adicione o óleo de coco e misture bem para que todas as nozes e sementes fiquem revestidas.
4. Espalhe a mistura de nozes e sementes em uma assadeira forrada com papel manteiga.
5. Polvilhe o sal marinho por cima da mistura.
6. Asse por cerca de 10-15 minutos ou até que as nozes e sementes estejam douradas e perfumadas.
7. Retire do forno e deixe esfriar completamente antes de servir.
8. Você pode armazenar o mix de frutos secos em um recipiente hermético e mantê-lo em temperatura ambiente por até uma semana.

9. É uma opção prática e saudável para levar como lanche para o trabalho ou para a academia!
10. Lembrando que você vai consumir apenas um punhado dessa receita.

Receita De Smoothie De Cereja Com Leite De Coco

Ingredientes:

- 1/2 colher de chá de extrato de baunilha
- 1/2 xícara de gelo
- 1 xícara de cerejas frescas sem caroço
- 1/2 xícara de leite de coco
- 1 colher de sopa de adoçante natural (stevia ou eritritol)

Instruções

1. Coloque as cerejas, leite de coco, adoçante e extrato de baunilha no liquidificador e bata até ficar homogêneo.
2. Adicione o gelo e bata novamente até ficar cremoso e sirva imediatamente em um copo alto.

3. smoothie de cereja com leite de coco é uma opção refrescante e saborosa para quem segue a dieta cetogênica.
4. Lembre-se sempre de verificar os rótulos dos ingredientes para garantir que estejam adequados para a dieta.

Receita De Pizza Cetogênica Com Queijo e Tomate

Ingredientes:

- 1/4 xícara de molho de tomate
- 1 tomate cortado em fatias finas
- 1/4 de cebola cortada em fatias finas
- 1/4 de pepino cortado em fatias finas
- 1/2 abacate cortado em cubos
- 1 colher de sopa de azeite de oliva
- 2 xícaras de queijo muçarela ralado
- 3/4 de xícara de farinha de amêndoa
- 1 ovo
- 1/2 colher de chá de sal
- 1/2 colher de chá de alho em pó

- 1/4 colher de chá de orégano seco

Instruções
1. Preaqueça o forno a 200°C.
2. Em uma tigela grande, misture o queijo muçarela ralado, a farinha de amêndoa, o ovo, o sal, o alho em pó e o orégano seco até formar uma massa homogênea.
3. Coloque a massa em uma assadeira forrada com papel manteiga e espalhe o molho de tomate por cima.
4. Coloque as fatias de tomate, cebola e pepino sobre a massa.
5. Asse no forno por cerca de 15 a 20 minutos, até que a massa esteja dourada e crocante.
6. Retire do forno e cubra com o abacate em cubos.
7. Regue com azeite de oliva antes de servir.

Cheesecake de chocolate cru com baixo teor de carboidratos

ngredientes

Córtex:
- 1/4 colher de chá de sal marinho Recheio:

- 3 xícaras de castanha de caju crua (390 g), demolhada por 12 horas ou fervida por 1 hora

- 3/4 xícara de leite de coco enlatado (180 ml)

- 1/4 xícara + 3 colheres de sopa de óleo de coco virgem (100 gr)

- 1 colher de sopa de extrato de baunilha sem açúcar (15 ml)

- 1/2 xícara de cacau em pó (35 gr)

- 3 colheres de sopa de suco de limão (45ml)

- 1/2 xícara de eritritol em pó (80 gr)

- 1 xícara de nozes (112 gr)
- 1 ⅓ xícaras de farinha de amêndoa (134 gr)
- 1/4 xícara de óleo de coco virgem (57 gr)

Vestir:

- 1/3 xícara de leite de coco (80ml)
- 85 g de barra de chocolate amargo (100% chocolate)

Instruções

1. Coloque os ingredientes da crosta em um processador de alimentos e forme uma mistura triturada, semelhante a um biscoito.
2. Em seguida, no mesmo processador de alimentos (sem necessidade de limpeza), misture todos os ingredientes do recheio e bata até ficar homogêneo, cerca de dois a cinco minutos.

3. Por fim, despeje tudo em cima da crosta e leve para gelar por duas horas.
4. Após essas duas horas, despeje o ganache por cima e cubra tudo com o restante do chocolate. Congele por mais uma hora antes de servir.
5. Você pode armazená-lo em um recipiente hermético no freezer por até um mês ou refrigerar por até sete dias.

Bolas de proteína de manteiga de amendoim

Ingredientes

- 1 colher de chá. canela
- 2 colheres de chá. Stevia
- 20 amendoins crus, sem sal
- 1 xícara de manteiga de amendoim sem sal cremosa
- 1½ colheres de proteína em pó de baunilha
- ½ colher de chá. extrato de baunilha

Instruções

1. Coloque os amendoins crus no liquidificador e pulse várias vezes até que eles quebrem. Transfira para um prato e reserve. Misture o restante dos ingredientes em uma tigela até ficar homogêneo. Enrole a massa em quinze

pequenas bolas. Enrole as bolinhas nas migalhas de amendoim e coloque-as em uma assadeira forrada com papel alumínio.
2. Coloque a preparação na geladeira e deixe descansar por pelo menos 20-30 minutos. Você pode mantê-lo na geladeira ou congelá-lo em um recipiente fechado por até seis semanas.
3. Embora fazer essas bolas de manteiga seja relativamente fácil, há algumas dicas que você deve ter em mente :
4. Misture bem a manteiga de amendoim antes de usá-la. O pote de manteiga de amendoim geralmente tem mais óleo na parte superior e mais sólidos na parte inferior, o que pode tornar as bolas de proteína muito líquidas ou muito secas se a manteiga de amendoim não for misturada.

5. Se a mistura estiver muito pegajosa, coloque-a no freezer por dez minutos antes de fazer as bolinhas.

O Pão Nuvem Mágico e Maravilhoso

Ingredientes

- 1/4 colher de chá de cremor tártaro
- 1/4 colher de chá de sal
- 3 ovos em temperatura ambiente
- 3 colheres de sopa de cream cheese, amolecido

Instruções

1. Pré-aqueça o forno a 300 graus e forre duas assadeiras com papel manteiga.
2. Separe cuidadosamente as claras das gemas. Coloque as claras em uma tigela e as gemas em outra.
3. -Na tigela das gemas, adicione o cream cheese e misture com uma batedeira até ficar bem misturado.

4. -Na tigela das claras, adicione o cremor de tártaro e o sal. Usando um mixer de mão, misture em alta velocidade até formar picos firmes.
5. -Despeje lentamente e adicione a mistura de gemas às claras. -Coloque a mistura em uma assadeira preparada.
6. -Asse por trinta minutos, ou até que os topos estejam levemente dourados.
7. -Deixe-os arrefecer (provavelmente vão desfazer-se um pouco quando saírem do forno) e apreciá-los.

Biscoitos de manteiga cetogênica

Ingredientes

- 2 1/4 xícaras de farinha de amêndoa
- Sal a gosto
- 8 colheres de sopa de manteiga com sal amolecida (não derretida)
- 2 claras de ovo

INSTRUÇÕES

1. -Pré-aqueça o forno em fogo alto.
2. -Em uma tigela grande, misture a manteiga e a farinha de amêndoa usando uma batedeira elétrica em velocidade baixa-média.
3. -Adicione as claras e uma pitada de sal. Continue misturando em velocidade baixa até que a mistura fique lisa e você tenha uma massa bastante lisa.

4. -Enrole a massa entre duas folhas de papel alumínio. Remova a camada superior de papel e transfira a camada inferior, com a massa aberta, para uma assadeira. Dependendo do tamanho da assadeira, você pode ter que trabalhar em partes.
5. -Usando uma faca pequena ou cortador de pizza, você precisará cortar a massa em pequenos quadrados. Polvilhe a massa com sal.
6. -Asse por 10-15 minutos ou até que os biscoitos fiquem castanhos claros. Em seguida, retire cuidadosamente do forno e deixe esfriar .
7. Você pode aproveitar esses biscoitos imediatamente ou armazená-los em um recipiente coberto e armazená -los em temperatura ambiente por até uma semana.
8. Colocá-los na geladeira prolongará a vida útil dos biscoitos, mas também pode fazer com

que os biscoitos percam um pouco de sua crocância.

9. Geralmente, há cerca de quatro biscoitos por porção. O tamanho exato da porção varia de acordo com a espessura exata da massa e o tamanho dos biscoitos

Batatas de Abacate

Ingredientes

- 1/2 colher de chá de alho em pó
- 1/2 colher de chá de tempero italiano
- Sal Kosher
- Pimenta preta moída na altura
- 1 abacate grande maduro
- 3/4 chávena de Parmesão acabado de ralar
- 1 colher de chá de sumo de limão

Instruções

1. Pré-aqueça o forno a 160 graus celsius.
2. Coloque duas grandes folhas de cozedura com papel pergaminho.
3. Massa de abacate até ficar liso numa tigela de tamanho médio.

4. Adicionar parmesão, sumo de limão, pó de alho e tempero italiano à mistura de abacate amassado. Temperar com sal e pimenta.
5. Colocar grandes colheres de chá de abacate na assadeira. Deixar cerca de 7 centímetros de distância entre cada colher de chá.
6. Aplanar cada furo de modo a que tenha cerca de 7 centímetros de largura. Pode usar a parte de trás de uma colher ou de um copo de medição para o fazer.
7. Cozer durante cerca de 30 minutos, ou até ficar crocante e dourado.
8. Deixar arrefecer e servir à temperatura ambiente.

Gelado Keto

Ingredientes

- 1 colher de chá de extrato puro de baunilha
- Sal kosher
- 2 latas de leite de coco
- 2 chávenas de creme de leite
- 1/4 chávena de adoçante de confeitaria

Instruções

1. Refresque o leite de coco no frigorífico durante pelo menos três horas, mas é melhor deixar o leite de coco no frigorífico durante a noite.
2. Fazer coco chicoteado: Colher o creme de coco numa tigela grande. Deixar o líquido na lata.

3. Usar uma batedeira manual para bater o creme de coco até ficar cremoso. Ponha de lado.
4. Fazer nata batida: Bater as natas pesadas e uma tigela grande separada usando uma batedeira manual. Bater as natas até amolecer e formar um pico.
5. Bater adoçante e baunilha na mistura das natas batidas.
6. Dobrar o coco batido para o creme batido.
7. Mover a mistura para uma frigideira de pão.
8. Congelar a forma do pão durante cerca de 5 horas, ou até ficar sólida.
9. Servir e comer uma vez sólido.

Bombas de frango com bacon e guacamole

Ingredientes

- 1/4 de cebola vermelha, picada
- 1 pequeno jalapeno cortado
- 2 colheres de sopa de coentro recém picado
- 1/2 colher de chá de cominho
- 1/2 colher de chá de chili em pó
- Sal Kosher
- Pimenta preta moída na altura
- 12 fatias de bacon, cozido e esfarelado
- 2 abacates, picados, descascados e amassados
- Creme de Queijo 170 gramas
- Sumo de 1 lima
- 1 dente de alho, picado

Instruções
1. Cozinhar bacon até ficarem estaladiços e esfarelados. Pôr de lado.
2. Combinar todos os ingredientes exceto as fatias de bacon numa tigela grande.
3. Mexer até que a mistura seja mais suave. Alguns bocados estão bem. Tempere com sal e pimenta.
4. Colocar a mistura no frigorífico durante cerca de 30 minutos para que possa endurecer ligeiramente.
5. Uma vez que a mistura tenha endurecido, colocar o bacon esmigalhado num prato grande.
6. Utilizar uma pequena bola de biscoito para colocar a mistura de guacamole sobre o bacon.
7. Enrolar a mistura sobre o bacon para que possa ser revestida com bacon.
8. Repetir até que todo o guacamole e bacon seja utilizado.

9. Armazenar no frigorifico.

Biscoitos Cheddar

Ingredientes:

- 3 ovos
- 2 colheres de chá de fermento em pó
- 1 colher de chá de bicarbonato de sódio
- Traço de sal
- 2 xícaras de farinha de amêndoa
- 1 xícara de queijo cheddar ralado
- 1 xícara de óleo de coco
- 1 xícara de creme de queijo

Instruções:

1. Pré-aqueça o forno a 325 graus. Cubra uma assadeira com papel alumínio. Coloque a farinha e o queijo em um processador de alimentos e pulse para uma consistência

granulada. Adicione o fermento e o bicarbonato de sódio.

Tacos de Alface com Recheio de Carne Moída:

Ingredientes:

- Carne moída (bovina, suína, frango, ou mistura de sua preferência)
- Temperos a gosto (pimenta, cominho, páprica, alho em pó, etc.)
- Folhas de alface (como alface americana)
- Ingredientes para a cobertura (queijo ralado, abacate, creme de leite, salsa, etc.)

Instruções:

1. Em uma frigideira, cozinhe a carne moída com os temperos de sua escolha até que esteja completamente cozida.
2. Lave e seque as folhas de alface, usando-as como "taco shells" (conchas para os tacos).

3. Coloque a carne moída cozida dentro das folhas de alface.
4. Adicione coberturas de sua preferência, como queijo ralado, fatias de abacate, creme de leite e salsa.
5. Dobre as folhas de alface em forma de taco.
6. Sirva imediatamente.
7. Esses tacos de alface com recheio de carne moída são uma alternativa saudável e sem carboidratos para os tacos tradicionais. Uma opção saborosa e nutritiva para quem segue a dieta cetogênica.

Pimentão Recheado com Carne Moída:

Ingredientes:

- Alho picado
- Molho de tomate (verifique o rótulo para baixo teor de carboidratos)
- Temperos a gosto (pimenta, cominho, orégano, etc.)
- Queijo ralado (opcional, para cobertura)
- Pimentões (vermelhos, verdes, ou amarelos, quantos desejar)
- Carne moída (bovina, suína, frango, ou mistura de sua escolha)
- Cebola picada

Instruções:

1. Pré-aqueça o forno a 180°C.

2. Corte a parte superior dos pimentões e remova as sementes e membranas.
3. Em uma frigideira, refogue a cebola picada e o alho picado em um pouco de azeite até que fiquem dourados.
4. Adicione a carne moída à frigideira e cozinhe até que esteja totalmente cozida.
5. Adicione o molho de tomate e os temperos à carne, misture bem e cozinhe por mais alguns minutos.
6. Coloque os pimentões em uma assadeira e recheie-os com a mistura de carne.
7. Se desejar, cubra os pimentões recheados com queijo ralado.
8. Asse no forno por cerca de 20-25 minutos, ou até que os pimentões estejam macios e o queijo esteja derretido.
9. Retire do forno e sirva quente.
10. Esses pimentões recheados são uma opção deliciosa e nutritiva para quem segue a dieta

cetogênica. A combinação de carne moída, pimentões e temperos é simplesmente deliciosa.

Frango ao Curry com Couve-flor "Arroz":

Ingredientes:

- Azeite de oliva
- Couve-flor
- Sal e pimenta a gosto
- Coentro fresco picado (opcional, para guarnição)
- Peitos de frango (quantidade desejada)
- Curry em pó
- Creme de leite (verifique o rótulo para baixo teor de carboidratos)

Instruções:

1. Tempere os peitos de frango com curry em pó, sal e pimenta.

2. Aqueça uma frigideira em fogo médio-alto com um pouco de azeite de oliva.
3. Grelhe os peitos de frango até que estejam cozidos e dourados de ambos os lados.
4. Enquanto o frango está grelhando, prepare a couve-flor "arroz". Pique a couve-flor em pedaços pequenos e coloque em um processador de alimentos para obter uma textura semelhante a arroz.
5. Em uma panela, aqueça um pouco de azeite de oliva e refogue o "arroz" de couve-flor até que esteja macio.
6. Adicione uma colher de sopa de creme de leite à couve-flor e misture bem.
7. Sirva o frango ao curry sobre a couve-flor "arroz".
8. Se desejar, adicione coentro fresco picado por cima para dar sabor e cor.

9. Este prato de frango ao curry com couve-flor "arroz" é uma opção saborosa e baixa em carboidratos para a dieta cetogênica.

Rolinhos de Alface com Frango Desfiado:

Ingredientes:

- Pepino em tiras
- Molho de amendoim com baixo teor de carboidratos (verifique o rótulo)
- Coentro fresco picado (opcional, para guarnição)
- Peitos de frango cozidos e desfiados (pode usar sobras de frango assado, por exemplo)
- Alface (folhas grandes, como alface romana, ou folhas de alface americana)
- Cenoura ralada

Instruções:

1. Lave e seque as folhas de alface, use-as como base para os rolinhos.

2. Coloque uma porção de frango desfiado no centro de cada folha de alface.
3. Adicione cenoura ralada e tiras de pepino por cima do frango.
4. Regue com um pouco de molho de amendoim.
5. Se desejar, adicione coentro fresco picado por cima para dar sabor.
6. Dobre as laterais da folha de alface e enrole como um rolinho, prendendo as pontas para manter o recheio no lugar.
7. Esses rolinhos de alface com frango desfiado são uma opção leve e fresca, perfeita para um almoço ou lanche durante a dieta cetogênica.

Salmão Defumado com Creme de Queijo:

Ingredientes:

- Endro fresco picado (opcional, para guarnição)
- Suco de limão
- Pimenta preta moída
- Fatias de salmão defumado
- Creme de queijo (cream cheese) com baixo teor de carboidratos

Instruções:

1. Disponha as fatias de salmão defumado em um prato, formando uma camada uniforme.
2. Em uma tigela, misture o creme de queijo com uma pitada de pimenta preta moída e um pouco de suco de limão para dar sabor.

3. Coloque pequenas porções do creme de queijo sobre cada fatia de salmão.
4. Se desejar, polvilhe endro fresco picado por cima para um toque de sabor e cor.
5. Enrole as fatias de salmão com o creme de queijo, formando pequenos rolinhos.
6. Essa receita de salmão defumado com creme de queijo é uma opção elegante e saborosa, perfeita como entrada ou aperitivo em ocasiões especiais ou para um lanche cetogênico.

Bife de Atum Grelhado com Molho de Alcaparras:

Ingredientes:

- Alcaparras
- Suco de limão
- Salsinha picada (opcional, para guarnição)
- Bifes de atum
- Sal e pimenta a gosto
- Azeite de oliva

Instruções:

1. Tempere os bifes de atum com sal e pimenta.
2. Aqueça uma frigideira ou churrasqueira em fogo médio-alto.
3. Grelhe os bifes de atum por cerca de 2-3 minutos de cada lado, ou até que estejam

cozidos ao ponto desejado (o centro deve permanecer rosado).
4. Enquanto os bifes de atum estão grelhando, prepare o molho de alcaparras. Em uma panela, aqueça um pouco de azeite de oliva e adicione as alcaparras, um toque de suco de limão, e cozinhe por alguns minutos para misturar os sabores.
5. Sirva os bifes de atum grelhado com o molho de alcaparras por cima.
6. Se desejar, polvilhe salsinha picada por cima para dar sabor e cor.
7. Esse bife de atum grelhado com molho de alcaparras é uma opção saborosa e saudável, repleta de proteínas e ácidos graxos ômega-3. Perfeito para uma refeição cetogênica.

Chips de abacate

Ingredientes

- 1 abacate grande maduro
- 3/4 xícara de parmesão ralado na hora
- 1 colher de chá. suco de limão
- 1/2 colher de chá pó de alho
- 1/2 colher de chá Tempero italiano
- sal Kosher
- Pimenta preta moída na hora

Instruções

1. Pré-aqueça o forno a 325 graus Fahrenheit.
2. Forre duas assadeiras grandes, de beiradas baixas, com papel manteiga.

3. Amasse o abacate com um garfo até ficar homogêneo em uma tigela de tamanho médio.
4. Adicione o parmesão, o suco de limão, o alho em pó e o tempero italiano à mistura de abacate amassado. Tempere com sal e pimenta.
5. Coloque colheres grandes de abacate do tamanho de uma colher de chá na assadeira. Deixe cerca de 3 centímetros de distância entre cada colher.
6. Achate cada concha para que tenha cerca de 7 centímetros de largura. Você pode usar as costas de uma colher ou um copo medidor para fazer isso.
7. Asse por cerca de 30 minutos ou até que estejam crocantes e dourados.
8. Deixe esfriar e sirva em temperatura ambiente.

Sorvete Keto

Ingredientes

1/4 xícara de adoçante de confeiteiro

- 1 colher de chá. Extrato de baunilha puro
- Pegue sal kosher
- 2 latas (15 onças) de leite de coco
- 2 xícaras de creme de leite

instruções

1. Deixe o leite de coco na geladeira por pelo menos três horas, mas é melhor deixar o leite de coco na geladeira durante a noite.
2. Faça coco batido: coloque o creme de coco em uma tigela grande. Deixe o líquido na lata.

3. Use uma batedeira para bater o creme de coco até ficar cremoso. Deixou de lado.
4. Faça chantilly: Bata o creme de leite e uma tigela grande separada usando uma batedeira. Bata as natas até amolecer e formar um pico.
5. Bata o adoçante e a baunilha na mistura de chantilly.
6. Dobre o coco batido nas natas batidas.
7. Mova a mistura para uma forma de pão.
8. Congele a forma de pão por cerca de 5 horas ou até ficar sólida.
9. Sirva e coma uma vez sólido.

Bacon Guac Bombs

Ingredientes

- 1 pequeno jalapeño (semeado, se preferir menos calor), picado
- 2 colheres de sopa. coentro recém-picado
- 1/2 colher de chá cominho
- 1/2 colher de chá Pimenta em pó
- sal Kosher
- Pimenta preta moída na hora
- 12 fatias de bacon, cozidas e esfareladas
- 2 abacates, sem caroço, descascado e amassado
- 6 onças. queijo cremoso, amolecido

- Suco de 1 limão
- 1 dente de alho picado
- 1/4 de cebola roxa picada

Instruções

1. Cozinhe o bacon até ficar crocante e esfarelado. Deixou de lado.
2. Combine todos os ingredientes, exceto as fatias de bacon em uma tigela grande.
3. Mexa até obter uma mistura homogênea. Alguns pedaços estão bem. Tempere com sal e pimenta.
4. Coloque a mistura na geladeira por cerca de 30 minutos para que possa firmar um pouco.
5. Assim que a mistura ficar firme, coloque o bacon esfarelado em um prato grande.
6. Use uma pequena concha para biscoitos para colocar a mistura de guacamole sobre o bacon.
7. Passe a mistura sobre o bacon para que possa ser revestida com bacon.
8. Repita até que todo o guacamole e bacon sejam usados.

9. Guarde na geladeira.

Anéis de Pimenta

Ingredientes

- 0.5 kg de linguiça para o café da manhã
- 3 colheres de sopa de queijo parmesão
- óleo de coco
- 2 pimentões vermelhos
- sal
- pimenta
- 6 ovos

Instruções

1. Em uma frigideira torre a linguiça e coloque de lado
2. Corte as pimentas em 4-6 anéis e coloque-as no
1. frigideira e cozinheira

2. Despeje o ovo no anel e adicione sal e salsicha
3. ao redor da gema de cada anel
4. Quando pronto, remover e servir

Pedaços de Ovo Keto

Ingredientes

- ½ colher de chá de sal
- pimenta preta
- 2 fatias grossas de bacon sem açúcar paleo
- 4 ovos
- ½ xícara de queijo suíço
- ½ copo de gordura de queijo cottage

Instruções

1. Pré-aqueça o forno a 160 ºC e coloque um prato de cozimento
2. Em uma tigela, misture queijo cottage, sal, queijo pimenta, ovos
1. e misture até ficar uniforme

2. Pulverize uma lata de muffin e despeje a mistura nela, acrescente
3. toucinho picado e cozido por 25 minutos
4. Remover e servir

Tigela de Café da Manhã

Ingredientes

- ½ colher de chá de salsa
- 2 colheres de chá de manteiga
- ½ abacate
- 2 ovos
- 2 tiras de toucinho
- ½ copo de queijo cheddar

Instruções

1. Em uma tigela, mexa os ovos e coloque-os dentro do
1. frigideira, cozinhe por 2-3 minutos
2. Cubra os ovos com queijo ralado e bacon
3. Fatie o abacate e coloque-o sobre o bacon
4. Cubra com salsa e está pronto a servir

Batatas Keto

Ingredientes

- salsinha
- ½ cebola
- 2 fatias de bacon
- 1 colher de sopa de azeite de oliva
- 1 nabo grande
- ½ páprica, alho em pó, sal

Instruções

1. Em uma frigideira adicione os nabos e as especiarias, cozinhe por 5-6
2. minutos, acrescente cebola e cozinhe por mais 2-3 minutos
3. Pique o bacon e acrescente à frigideira, cozinhe por

4. mais 2-3 minutos
5. Remover e cobrir com salsa antes de servir.

Frittata de Queijo com Bacon:

Ingredientes:

- Sal e pimenta a gosto
- Uma pitada de manteiga ou azeite de oliva
- Cebolinha picada (opcional, para guarnição)
- 6 ovos
- 1/2 xícara de queijo ralado (cheddar, muçarela, ou o de sua preferência)
- 6 fatias de bacon, cozidas e esfareladas

Instruções:

1. Pré-aqueça o forno a 180°C.
2. Em uma tigela, bata os ovos até que as gemas e as claras estejam bem misturadas. Tempere com sal e pimenta.

3. Aqueça uma frigideira em fogo médio com um pouco de manteiga ou azeite de oliva.
4. Despeje os ovos batidos na frigideira.
5. Adicione o queijo ralado e o bacon esfarelado por cima dos ovos.
6. Cozinhe na frigideira até que as bordas da frittata comecem a firmar.
7. Transfira a frigideira para o forno e asse por cerca de 10-15 minutos, ou até que a frittata esteja dourada e completamente cozida.
8. Retire do forno e deixe esfriar um pouco antes de cortar em pedaços.
9. Se desejar, polvilhe cebolinha picada por cima para dar sabor e cor.
10. Essa frittata de queijo com bacon é uma excelente opção para o café da manhã ou brunch cetogênico. Rica em proteínas e gorduras saudáveis.

Asas de Frango Picantes Assadas:

Ingredientes:

- Azeite de oliva
- Suco de limão
- Coentro fresco picado (opcional, para guarnição)
- Asas de frango
- Molho picante com baixo teor de carboidratos (verifique o rótulo)
- Sal e pimenta a gosto

Instruções:

1. Pré-aqueça o forno a 200°C.
2. Tempere as asas de frango com sal, pimenta e um pouco de suco de limão.

3. Em uma tigela, misture as asas de frango com o molho picante, certificando-se de que estejam bem revestidas.
4. Coloque as asas de frango em uma assadeira forrada com papel alumínio.
5. Regue um pouco de azeite de oliva sobre as asas de frango.
6. Asse no forno por cerca de 30-35 minutos, virando as asas uma vez durante o cozimento, até que estejam douradas e cozidas.
7. Retire do forno e deixe esfriar um pouco antes de servir.
8. Se desejar, polvilhe coentro fresco picado por cima para dar sabor e cor.
9. Essas asas de frango picantes assadas são uma ótima opção para um lanche saboroso durante a dieta cetogênica. Aproveite o sabor do frango com um toque picante.

Ovos Cozidos Recheados com Guacamole:

Ingredientes:

- Sal e pimenta a gosto
- Páprica ou pimenta-caiena (opcional, para um toque de sabor)
- Ovos cozidos (quantidade desejada)
- Guacamole (compre pronto ou faça o seu)

Instruções:

1. Cozinhe os ovos até que as gemas estejam completamente firmes (cerca de 10-12 minutos após a fervura).
2. Descasque os ovos e corte-os ao meio longitudinalmente.
3. Retire as gemas cozidas e coloque-as em uma tigela.
4. Misture as gemas com guacamole até obter um recheio cremoso.

5. Tempere a mistura de gemas e guacamole com sal, pimenta e páprica ou pimenta-caiena (se estiver usando).
6. Coloque a mistura de gemas e guacamole de volta nas metades dos ovos cozidos.
7. Sirva os ovos cozidos recheados.
8. Esses ovos cozidos recheados com guacamole são um ótimo lanche ou entrada, rico em proteínas e gorduras saudáveis. Uma forma deliciosa de desfrutar ovos em sua dieta cetogênica.

Salada de Frango Caesar:

Ingredientes:

- Croutons sem carboidratos (verifique o rótulo)
- Molho Caesar com baixo teor de carboidratos (verifique o rótulo)
- Sal e pimenta a gosto
- Suco de limão (opcional)
- Peitos de frango cozidos e desfiados (pode usar sobras de frango assado, por exemplo)
- Alface romana ou alface americana (ou uma mistura)
- Queijo parmesão ralado

Instruções:

1. Lave e seque as folhas de alface e arrume-as em uma tigela grande.
2. Distribua o frango desfiado sobre as folhas de alface.

3. Adicione o queijo parmesão ralado e croutons sem carboidratos por cima.
4. Tempere com sal e pimenta a gosto.
5. Regue com molho Caesar com baixo teor de carboidratos.
6. Se desejar, adicione um toque de suco de limão para realçar o sabor.
7. Misture bem todos os ingredientes para garantir que a salada esteja coberta pelo molho.
8. Essa salada de frango Caesar é uma refeição saborosa e completa para a dieta cetogênica, combinando proteínas, vegetais e um molho delicioso.

Omelete de Presunto e Queijo:

Ingredientes:

- Queijo ralado (cheddar, muçarela, ou o de sua preferência)
- Sal e pimenta a gosto
- Uma pitada de manteiga ou azeite de oliva
- 2 ovos
- Presunto fatiado, picado

Instruções:

1. Em uma tigela, bata os ovos até que as gemas e as claras estejam bem misturadas. Tempere com sal e pimenta.
2. Aqueça uma frigideira em fogo médio com um pouco de manteiga ou azeite de oliva.

3. Despeje os ovos batidos na frigideira, espalhando uniformemente.
4. Coloque o presunto picado sobre metade da omelete.
5. Espalhe o queijo ralado sobre a metade da omelete com o presunto.
6. Dobre a outra metade da omelete sobre o presunto e queijo.
7. Cozinhe por mais alguns minutos até que o queijo derreta e a omelete esteja completamente cozida.
8. Use uma espátula para deslizar a omelete para um prato.
9. Essa omelete de presunto e queijo é uma opção clássica e deliciosa para o café da manhã ou uma refeição rápida durante a dieta cetogênica.

Tortilhas de Farinha de Coco

Ingredientes:

- *8 g de casca de psyllium*
- *50 g de farinha de coco; sal a gosto*
- *1 colher de sopa de manteiga ou óleo para fritar*
- *1 chávena de água ½ colher de chá de fermento em pó*

Instruções

1. Num recipiente seguro no micro-ondas, aqueça 1 chávena de água no micro-ondas durante 30 segundos.
2. Misturar todos os ingredientes secos numa tigela e adicionar a água quente. Mexer para formar a massa, deixá-la descansar durante

10 minutos, depois dividir a massa em 4 partes.
3. Coloque uma parte da massa entre 2 pedaços de papel pergaminho e enrole-a.
4. Adicionar um pouco de manteiga ou encurtamento a uma frigideira e, em seguida, colocar a massa na frigideira.
5. Deixar o lado de baixo cozinhar completamente antes de virar o outro lado. Não se esqueça de cozinhar ambos os lados até à castanha dourada
6. Servir

Pão Plano de Queijo

Ingredientes

- 2 colheres de chá de tempero picante;

- 1 pitada de sal;

- 6 colheres de sopa de farinha de amêndoa; ¾ chávena de mozzarella, ralada; ½ colher de sopa de azeite

- : ½ chávena de queijo cheddar, ralado;

- 1 ovo;

- 2 colheres de sopa de queijo creme, em cubos;

Instruções

1. Pré-aquecer o forno a 204°C (400°F).

2. Prepare a sua folha de cozedura, forrando-a com papel pergaminho e depois oleando-a uniformemente. Ponha de lado.
3. Misturar os condimentos, sal marinho, farinha de amêndoa e mozzarella numa tigela média e depois adicionar o queijo creme em cubos em cima.
4. Micro-ondas durante 45 segundos em alta, depois mexer durante mais 20 segundos e agitar novamente. Acrescentar o ovo e mexer até estar totalmente integrado.
5. Colocar a massa na folha de cozedura previamente preparada e formar um retângulo de massa com as mãos. Polvilhar uniformemente com queijo cheddar.
6. Cozer até o queijo derreter e o pão começar a dourar, cerca de 15-18 minutos.
7. Cortar e desfrutar

Pão Plano 5 Ingredientes

Ingredientes:

1 ovo; 1 colher de sopa de queijo creme

¾ chávena de queijo mozzarella

1 colher de chá de manjericão

1 colher de sopa de alho em pó

2 colheres de sopa de farinha de amêndoa

Instruções

1. Pré-aquecer o forno a 350°F (177°C).
2. Derreter o queijo creme e a mozzarella, e misturar na farinha de amêndoa e no ovo.
3. Prepare a sua assadeira forrando-a com papel pergaminho e depois achate a mistura em cima.

4. Polvilhar com alho em pó e cozer durante 20 minutos.

Mini Rolo de Carne Matinal

Ingredientes

- 1 xícara de queijo cheddar ralado
- 4 fatias de bacon
- 4 fatias de presunto
- 0.5kg de salsicha de porco
- 1 ovo

Instruções

1. Pré-aqueça o forno a 160 ºC
2. Em uma tigela, misture todos os ingredientes
3. Divida a mistura em 6-8 porções e embale em mini
1. cavidades para pão de forma
4. Cozer por 30 minutos, retirar e servir

Muffins de Jalapeno Keto

Ingredientes

- sal
- jalapeno
- 8 fatias de bacon
- 8 ovos
- 230 gramas de queijo
- ¾ copo de creme de leite

Instruções

1. Pré-aqueça o forno a 160 ºC
2. Adicione bacon a cada espaço na forma de fazer muffins/queques
3. Em uma tigela, misture creme de leite, queijo, pimenta, ovos e sal

4. Distribua em 8-10 copos de muffin e adicione jalapeno a
5. cada porção de muffin
6. Cozer por 15-20 minutos. Quando pronto, remover e servir

Sopa de Brócolis Keto

Ingredientes

- 5-grãos de brócolis
- 1 talo de aipo
- 1 cenoura pequena
- ½ cebola
- azeite de oliva
- 1 xícara de caldo de frango
- 1 xícara de creme de chantilly pesado
- 170 gramas de queijo cheddar ralado
- sal

Instruções

1. Em uma panela, adicione azeite de oliva em fogo médio

2. Adicione cebola, cenoura, aipo e cozinhe por 2-3 minutos
3. Adicione caldo de galinha e deixe em fogo brando por 4-5 minutos
4. Mexer em brócolis e creme
5. Polvilhar em queijo e temperar com sal

Mousse de Chocolate Cetogênica:

Ingredientes:

- 1 abacate maduro
- 2 colheres de sopa de cacau em pó
- 1 colher de sopa de adoçante com baixo teor de carboidratos (eritritol, stevia, ou o de sua escolha)
- 1 colher de sopa de óleo de coco
- Uma pitada de extrato de baunilha (opcional)
- Creme de leite batido (opcional, para cobertura)

Instruções:

1. Descasque e retire o caroço do abacate, coloque a polpa em um liquidificador ou processador de alimentos.

2. Adicione o cacau em pó, o adoçante, o óleo de coco e o extrato de baunilha (se estiver usando) no liquidificador com o abacate.
3. Misture até que todos os ingredientes estejam bem combinados e a mistura fique cremosa.
4. Transfira a mousse de chocolate para tacinhas ou copos.
5. Se desejar, coloque uma colher de creme de leite batido por cima como cobertura.
6. Deixe na geladeira por pelo menos 30 minutos antes de servir.
7. Essa mousse de chocolate cetogênica é uma sobremesa deliciosa e rica em gorduras saudáveis. Aproveite sem se preocupar com o excesso de carboidratos.

Bolo de Cenoura Cetogênico:

Ingredientes Para O Bolo:

- 1/4 xícara de óleo de coco

- 1/4 xícara de adoçante com baixo teor de carboidratos (eritritol, stevia, ou o de sua escolha)

- 1 colher de chá de fermento em pó

- Uma pitada de sal

- 2 cenouras médias, descascadas e picadas

- 3 ovos

- 1 xícara de farinha de amêndoa

Ingredientes Para A Cobertura (Opcional):

- 1/2 colher de chá de extrato de baunilha

- 100g de cream cheese

- 2 colheres de sopa de adoçante com baixo teor de carboidratos

Instruções

1. Pré-aqueça o forno a 180°C.
2. Em um liquidificador, misture as cenouras, os ovos, o óleo de coco e o adoçante até obter uma mistura homogênea.
3. Em uma tigela separada, misture a farinha de amêndoa, o fermento em pó e o sal.
4. Combine as duas misturas, mexendo bem.
5. Despeje a massa em uma forma untada.
6. Asse no forno por cerca de 25-30 minutos, ou até que o bolo esteja cozido (faça o teste do palito, ele deve sair limpo quando inserido no centro do bolo).
7. Deixe o bolo esfriar antes de aplicar a cobertura (se estiver usando).
8. Instruções para a cobertura:

9. Em uma tigela, misture o cream cheese, o adoçante e o extrato de baunilha até obter um creme liso.
10. Espalhe a cobertura sobre o bolo depois que ele estiver completamente resfriado.
11. Esse bolo de cenoura cetogênico é uma opção saborosa para quem deseja um toque doce sem exagerar nos carboidratos.

Pudim de Chia com Coco e Framboesas:

Ingredientes:

- 1 colher de sopa de adoçante com baixo teor de carboidratos (eritritol, stevia, ou o de sua escolha)
- 1/2 colher de chá de extrato de baunilha
- Framboesas frescas (ou outra fruta de sua escolha) para a cobertura
- 2 colheres de sopa de sementes de chia
- 1/2 xícara de leite de coco
- 1/2 xícara de leite de amêndoa (ou outro leite de sua preferência)

Instruções:

1. Em uma tigela, misture as sementes de chia, o leite de coco, o leite de amêndoa, o adoçante e o extrato de baunilha.
2. Mexa bem para garantir que as sementes de chia estejam bem distribuídas na mistura líquida.
3. Deixe a mistura repousar na geladeira por pelo menos 30 minutos, ou até que ela tenha engrossado e formado uma consistência semelhante a pudim.
4. Quando estiver pronto para servir, coloque framboesas frescas (ou outra fruta de sua escolha) por cima.
5. Esse pudim de chia com coco e framboesas é uma sobremesa leve e saudável, rica em fibras e gorduras saudáveis. Perfeito para satisfazer aquela vontade de doce durante a dieta cetogênica.

Fat Bombs de Amêndoas e Coco:

Ingredientes:

- 1 colher de sopa de adoçante com baixo teor de carboidratos (eritritol, stevia, ou o de sua escolha)
- 1 colher de chá de extrato de baunilha
- Uma pitada de sal
- 1/2 xícara de manteiga de amêndoa (ou outra manteiga de sua preferência)
- 1/4 xícara de óleo de coco
- 2 colheres de sopa de coco ralado sem açúcar

Instruções:

1. Em uma tigela, misture a manteiga de amêndoa, o óleo de coco, o coco ralado, o

adoçante, o extrato de baunilha e uma pitada de sal.
2. Mexa bem até que todos os ingredientes estejam completamente combinados.
3. Use as mãos para formar pequenas bolas com a mistura (cerca de 1 colher de sopa cada).
4. Coloque as bolas em uma bandeja forrada com papel manteiga.
5. Leve a bandeja à geladeira por pelo menos 30 minutos, ou até que as fat bombs estejam firmes.
6. Essas fat bombs de amêndoas e coco são uma ótima opção para um lanche cetogênico e energético. Elas fornecem gorduras saudáveis e um sabor delicioso.

Pizza Carnívora

Ingredientes:

1 pacote de pepperoni

1 pacote de bacon canadense

1 pacote de pedaços de bacon

1 frasco de molho marinara

2 colheres de chá de tempero italiano

2 colheres de chá de pó de alho

1¾ chávena de mozzarella ralada (para a crosta)

1 chávena de mozzarella (para a cobertura)

Instruções

1. Pré-aquecer o forno a 218°C (425°F).

2. Numa tigela separada, combinar 1 chávena de queijo mozzarella, alho em pó, ovo e manjericão numa tigela. Unte uma assadeira com spray de cozinha antiaderente, depois verta e espalhe esta mistura no fundo; não há problema em colocar um pouco mais da mistura nos bordos.
3. Colocar no forno e cozer durante 10 minutos.
4. Retirar a pizza do forno, depois espalhar o molho.
5. Acrescentar mais alho, tempero italiano e manjericão.
6. Cubra com os restantes ingredientes, depois devolva tudo ao forno e asse por mais 10 minutos. Deixe descansar durante alguns minutos depois de retirar do forno e desfrute!
7. Esta crosta deixa excelentes sobras, por isso basta embrulhar e guardar tudo no frigorífico, e reaquecer no micro-ondas quando lhe apetecer mais pizza.

Ceto Supreme

Ingredientes:

- 1 chávena de queijo mozzarella (para a cobertura)
- 1 pacote de pepperoni
- 1 lata pequena de azeitonas
- ½ pimenta verde, finamente picada
- 1 ovo;
- 1 frasco de molho marinara;
- 2 colheres de chá de tempero italiano
- 2 colheres de chá de alho em pó
- 1 chávena de queijo mozzarella ralado (para a crosta)

Instruções

1. Pré-aquecer o forno a 218°C (425°F).
2. Numa tigela separada, combinar uma chávena de queijo mozzarella, alho em pó, ovo, e manjericão numa tigela. Unte uma assadeira com spray de cozinha antiaderente, depois verta e espalhe esta mistura no fundo; não há problema em colocar um pouco mais da mistura nos bordos.
3. Colocar no forno e cozer durante 10 minutos.
4. Retirar a pizza do forno, depois espalhar o molho.
5. Acrescentar mais alho, tempero italiano e manjericão.
6. Cubra com os restantes ingredientes, depois devolva tudo ao forno e asse por mais 10 minutos. Deixe descansar durante alguns minutos depois de retirar do forno e desfrute!

7. Esta crosta deixa excelentes sobras, por isso basta embrulhar e guardar tudo no frigorífico, e reaquecer no micro-ondas quando lhe apetecer mais pizza.

A Havaiana (Estilo Ceto)

Ingredientes:

- 1 ovo
- 2 colheres de chá de tempero italiano
- 2 colheres de chá de alho em pó
- 1 chávena de queijo mozzarella ralado (para a crosta)
- 1 chávena de queijo mozzarella (para a cobertura)
- 1 chávena de queijo asiago
- 1 chávena de anéis de ananá
- 1 frasco de molho marinara;
- 1 pacote de bacon canadiano.

Instruções

1. Pré-aquecer o forno a 218°C (425°F).
2. Numa tigela separada, combinar uma chávena de queijo mozzarella, alho em pó, ovo, e manjericão numa tigela. Unte uma assadeira com spray de cozinha antiaderente, depois verta e espalhe esta mistura no fundo; não há problema em colocar um pouco mais da mistura nos bordos.
3. Colocar no forno e cozer durante 10 minutos.
4. Retirar a pizza do forno, depois espalhar o molho.
5. Acrescentar mais alho, tempero italiano e manjericão.
6. Cubra com os restantes ingredientes, depois devolva tudo ao forno e asse por mais 10 minutos. Deixe descansar durante alguns minutos depois de retirar do forno e desfrute!

7. Esta crosta deixa grandes sobras, por isso basta embrulhar e guardar tudo no frigorífico, e reaquecer no micro-ondas quando lhe apetecer mais pizza.

www.ingramcontent.com/pod-product-compliance
Lightning Source LLC
LaVergne TN
LVHW020437070526
838199LV00063B/4769